MÉTHODE D'EMPLOI

DES

PRÉPARATIONS

DU DOCTEUR

S. A. TURCK,

Contre la Goutte, les Rhumatismes, Le Tic douloureux,
la Sciatique, etc., etc.

PARIS.

Chez **PRODHOMME**, Pharmacien,

AU DÉPOT DES MÉDICAMENTS ANGLAIS.

Rue Laffitte, 34.

1843.

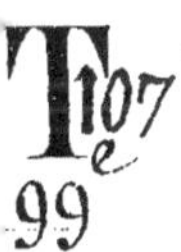

MÉTHODE D'EMPLOI

DES

PRÉPARATIONS

DU DOCTEUR

S. A. TURCK.

MÉTHODE D'EMPLOI

DES

PRÉPARATIONS

DU DOCTEUR

S. A. TURCK,

Contre la Goutte, les Rhumatismes, Le Tic douloureux, la Sciatique, etc., etc.

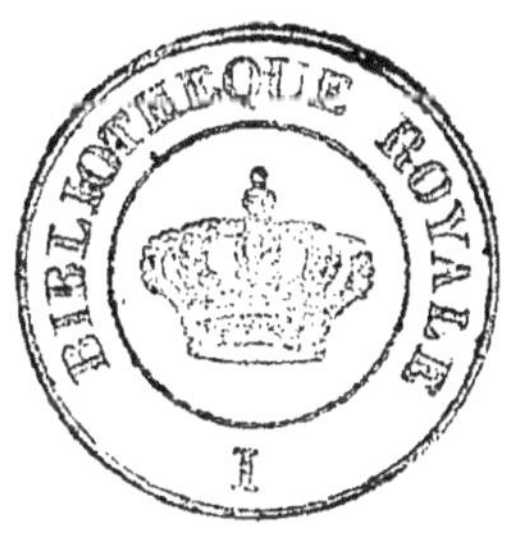

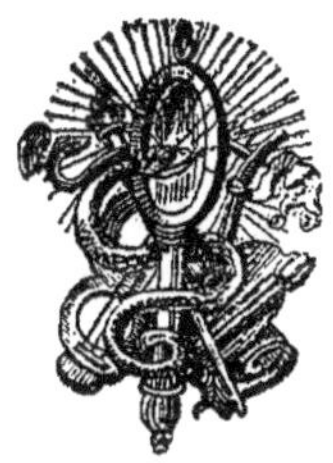

PARIS.

Chez PRODHOMME, Pharmacien,

AU DÉPOT DES MÉDICAMENTS ANGLAIS.

Rue Laffitte, 34.

1843.

PARIS. — IMPRIMERIE DE GUILLOIS,
Passage du Caire, 46.

MÉTHODE D'EMPLOI

DES

PRÉPARATIONS

DU

Docteur TURCK.

Le remède du Docteur Turck s'emploie en lotions ; il faut en prendre deux à trois cuillerées suivant l'étendue du corps. On les met dans une timbale d'argent qu'on trempe dans l'eau bouillante pour les chauffer au bain-marie. Quand le remède a acquis une température suffisante pour que son contact ne soit pas désagréable, on en lave toute la peau depuis le cou jusqu'en bas des pieds, en se servant d'une éponge ou d'un petit linge ; à mesure que l'on a lavé une partie, on y passe la main pour étendre le remède partout et pour en favoriser l'absorption. L'opération ne doit pas durer plus d'une ou de deux minutes, et dans la mauvaise saison, il faut la faire devant un bon feu.

Comme il y a plusieurs espèces du remède qui sont classées par numéro d'ordre, et dont la composition est indiquée dans le Traité de la Goutte et des maladies goutteuses du Docteur Turck, on fera bien de consulter un médecin sur les numéros qu'il faut employer. Nous prévenons que le perfectionnement que nous avons apporté au remède, perfectionnement qui est approuvé par le docteur, ne change pas la puissance médicale des différents numéros.

Ces lotions doivent être faites avec des précautions qui varient suivant les circonstances. Le goutteux a besoin ou de prévenir l'invasion de ses accès, ou de guérir ceux-ci quand ils sont arrivés, ou de remédier à la faiblesse qu'ils laissent après eux. Il faut, dans ces trois cas, employer le remède d'une manière différente, encore cette manière doit-elle varier suivant les circonstances.

1° Pour prévenir les accès, il faut dans les mauvaises saisons et surtout dans celles où l'on craint le retour de la goutte, se laver le corps, comme nous venons de l'indiquer, une ou deux fois par semaine. Si l'invasion était menaçante et qu'on sentît les accidents précurseurs du mal, il faudrait se laver tous les soirs, en se couchant, et même soir et matin, c'est-à-dire, en se couchant et en se levant.

Mais il ne faut pas penser qu'il suffise de se laver avec le remède du Docteur Turck pour éloigner les accès de goutte. C'est là malheureusement l'erreur d'un grand nombre de personnes : il faut appliquer ce remède, comme tous les autres, avec les précautions convenables et en favoriser l'effet par des moyens accessoires. Ainsi, il faut être vêtu de laine depuis la tête jusqu'aux pieds, s'arranger de façon à n'avoir jamais froid et à ne pas sentir l'humidité, surtout aux pieds. Souvent même les personnes qui ont ces parties froides ainsi que les jambes, doivent faire usage d'une chaufferette : car les bas de laine et les souliers fourrés ne les réchaufferaient pas suffisamment. Pendant la nuit, il faut être bien couvert, avoir sur soi un couvre-pieds d'édredon et même une cruche de grès ou une boule d'étain remplie d'eau bouillante. Les personnes qui transpirent beaucoup et dont la sueur se refroidit aisément, doivent même avoir des draps de flanelle.

Les malades doivent manger peu, mais leur nourriture doit être substantielle. M. le Docteur Turck recommande aux goutteux, de prendre des potages gras, du bœuf, du mouton, et quelquefois du gibier, des œufs, des pâtes ; parmi les légumes, des asperges, du céleri : il défend surtout l'usage des acides. Ceux qui voudront plus de détails, les trouveront dans son *Traité de la Goutte*, édité par M. Béchet jeune, place de l'École-de-Médecine, 4, ou dans le livre intitulé : *Le Médecin des Douleurs*, par M. le Docteur Turck, chez Baillière, rue de l'Ecole-de-Médecine, 13 bis.

On peut boire du vin avec modération, du thé et même du café ; mais il faut éviter avec soin l'usage des aliments et des boissons acides et de tout ce qui peut relâcher le ventre. La constipation est nécessaire pour guérir la goutte. Ceux qui auront le ventre relâché doivent prendre par jour de cinq à dix pilules astringentes du Docteur Turck que nous préparons également dans notre pharmacie.

Les goutteux feront bien, dans les mauvaises

saisons, de boire, dans la journée, quelques tasses d'infusion d'espèces sudorifiques. Le soir en se couchant, ils prendront une infusion de fleurs de tilleul, dans laquelle on ajoutera une cuillerée à café d'Élixir anti-arthritique pour provoquer la transpiration. Il est de la plus haute importance d'éviter l'emploi des purgatifs et même des lavements ; on ne doit recourir à ces derniers qu'en cas de nécessité absolue.

2° Lorsque les malades seront pris de leur accès, il faudra qu'ils fassent faire, avec les précautions requises, tous les jours, six à dix lotions sur toutes les parties du corps que l'on peut atteindre sans trop tourmenter le malade. Il faut redoubler de précautions pour avoir chaud et pour transpirer ; il est nécessaire de se tenir autant que possible à la diète ; de respecter la constipation qui arrive dans cette circonstance, et au besoin de l'augmenter par l'usage des pilules astringentes. Mais ici, les soins deviennent plus compliqués et réclament davantage l'assistance d'un bon médecin, au courant de la nouvelle doctrine sur la Goutte.

3° Quand la faiblesse persiste longtemps après l'accès, que les articulations se gonflent, surtout le soir, il faut se laver trois à quatre fois par jour, employer en général des numéros un peu plus forts, appliquer sur les articulations qui restent faibles et sensibles, des compresses trempées dans le remède et prendre, avec plus d'attention encore, les précautions déjà indiquées.

Ce traitement peut s'appliquer, avec le même succès, en le modifiant suivant les circonstances, aux rhumatismes, aux sciatiques, au tic doulou‑ reux de la face, à la gravelle, aux hémorrhoïdes, à l'apoplexie, aux migraines, aux catarrhes, aux dartres et en général à toutes les maladies qui dépendent d'un défaut de transpiration ou d'un relâchement du ventre. Il faut à cet égard con‑ sulter les ouvrages cités précédemment.

Dans le livre intitulé *le Médecin des douleurs*. M. le Docteur Turck a donné aussi un mémoire sur les affections de poitrine ; la méthode de trai‑ tement qu'il y indique, est à la fois la plus ration‑ nelle comme la plus puissante ; elle guérit ces ma‑ ladies avec une rapidité et une sûreté que la mé‑ decine n'a pas encore connues : l'asthme, la coque‑ luche, les fluxions de poitrine, la pleurésie, le catarrhe, cèdent avec une extrême facilité ; la phthisie pulmonaire, elle-même, peut encore se guérir.

Le Docteur conseille de tenir le malade dans une chambre bien chaude. On agit ainsi, à la fois, d'une manière avantageuse, sur le poumon et sur la peau ; en excitant l'une on calmera l'autre. On recommandera la plus grande immobilité possible : le mouvement, à la vérité, augmente la transpiration et ramène la chaleur à la superficie, mais il fatigue extraordinairement les organes principaux de la poitrine ; ainsi un homme, tranquillement assis, respire dix-sept à dix-huit fois par minute ; s'il marche à petits pas, il respire vingt à vingt-deux fois ; s'il va plus vite, la respiration devient encore plus fréquente ; s'il court, elle se précipite, il est essoufflé. On a constaté d'ailleurs que la consommation d'air, par la respiration, est en raison directe des efforts que l'on fait. Le repos du corps est donc aussi celui de la poitrine. Ainsi, ce n'est pas la sueur produite par le mouvement qu'il faut rechercher, mais bien la sueur amenée au milieu du repos. Le malade ne se contentera pas d'être dans une chambre chaude ; dans la journée, il sera bien enveloppé auprès de son feu ; pendant la nuit, il sera couvert, autant que possible, dans un lit réchauffé par tous les moyens qu'une simple ménagère sait mettre en œuvre.

Le soir, on fait prendre, au malade, un bain de jambes allant jusqu'aux genoux : ce bain sera tenu aussi chaud que possible, et on y fera dissoudre trente grammes de bonne potasse et un demi-kilogramme de sel commun. Au sortir de ce bain, qui sera prolongé pendant trois quarts d'heure à une heure, autant du moins que le malade le pourra supporter, il se couchera avec les précautions que nous avons indiquées, et prendra une tasse d'infusion chaude de tilleul, dans laquelle on aura délayé une ou deux cuillerées à café d'eau-de-vie. L'ensemble de ces moyens suffit, en général, pour déterminer, pendant la nuit, une sueur abondante. Si cependant cela n'était pas suffisant, il faudrait que le malade se lavât tout le corps avec l'eau même du bain, ou mieux encore, avec la lotion alcaline qui est un des plus puissants sudorifiques connus, et qui jouit en même temps de la propriété d'imprimer, à la transpiration, les qualités qu'elle doit avoir pour être bonne.

Mais de tous les remèdes, le plus puissant sans aucun doute, c'est la respiration de l'ammoniaque, alcali volatil des anciens chimistes. C'est la présence de ce corps dans leur atmosphère qui a fait considérer depuis longtemps l'habitation des étables à vaches comme un moyen utile, même dans les affections de poitrine les plus graves.

On attribuait l'efficacité de cette habitation à une douce température et à l'émanation de l'acide benzoïque ; mais il a été établi, dans le mémoire du Docteur Turck, sur les affections de poitrine, qu'aucun acide ne jouit de la propriété de calmer la toux ; que tous au contraire l'excitent, et que c'est par cette même raison que les alcalis doivent la faire cesser. Des rhumes ont été guéris, par ce traitement, dans l'espace de quelques heures. La respiration de l'ammoniaque souvent a suffi seule pour amener cet étonnant résultat. Ceux qui ont quelquefois respiré l'ammoniaque liquide comprendront facilement qu'un pareil moyen ne peut être employé sans précautions ; car, de près, l'odeur de cette substance est insupportable. Il faut en verser deux ou trois cuillerées dans une tasse et la poser à une distance telle qu'elle pique légèrement les yeux du malade sans l'incommoder autrement. L'odeur en paraîtra désagréable d'abord, mais on s'y habituera avec facilité. D'ailleurs nous préparons de l'ammoniaque aromatisée qui rend le traitement plus efficace et plus agréable.

Tel est le traitement le plus puissant du rhume et de la grippe, nous le répétons; aucun certainement ne peut lui être comparé. Il a été appliqué avec le plus grand succès dans des maladies infiniment plus graves, dans la coqueluche des enfants, dans la fluxion de poitrine aiguë qu'il a soulagée tout de suite et guérie dans peu de jours sans qu'on ait tiré une goutte de sang. Il n'est pas douteux que dans le croup il ne doive produire aussi les meilleurs effets. Il guérit l'asthme avec facilité. On a vu céder, à ce remède, des phthisies pulmonaires accompagnées déjà de crachements de sang. Du reste, on conçoit que, dans des affections si dangereuses, le traitement ne peut être appliqué que par un médecin qui comprenne bien le mal et l'action des remèdes.

Ce traitement indiqué par le Docteur Turck depuis un grand nombre d'années, obtient les plus grands succès non-seulement dans sa pratique particulière, mais il a réussi également, entre les mains de plusieurs médecins qui ont adopté les perfectionnements apportés par ce savant Docteur,

à l'art de guérir. Déjà on peut compter des succès
nombreux, et affirmer que la moitié des poitri-
naires seront arrachés à une mort jusqu'à présent
inévitable; en publiant sa méthode, M. le Docteur
Turck a rendu un immense service à l'humanité. Il
serait à désirer que des traitements si simples, si
peu dispendieux, si prompts et si sûrs dans leurs
effets, fussent adoptés dans les hôpitaux de Paris,
et profitassent aussi aux pauvres. Espérons qu'une
administration éclairée parviendra à vaincre les
résistances qui s'opposent à une si importante
amélioration.

La Méthode du Docteur Turck, ne pouvant être
efficace qu'avec des remèdes bien préparés, nous
avons cru faire quelque chose d'utile, en nous
attachant spécialement à la préparation des différents médicaments indiqués par ce Médecin dont
nous réclamons souvent les avis et l'approbation.

LISTE
DES PRÉPARATIONS,
Du Docteur TURCK.

Lotion Alcaline alumineuse.

Pilules astringentes.

Espèces Sudorifiques.

Elixir anti-arthritique.

Ammoniaque Liquide.

Ammoniaque aromatisée.

NOTA. Tous les médicaments ci-dessus indiqués sont préparés exactement et avec le plus grand soin, d'après les formules et sous les yeux du Docteur Turck, par PRODHOMME, Pharmacien, rue Laffitte, 34, à Paris.

(On expédie en Province et à l'Etranger. Affranchir les lettres de demande.)

www.ingramcontent.com/pod-product-compliance
Lightning Source LLC
LaVergne TN
LVHW051033060726